Dr E. GRASSAUD

DE L'INFLUENCE

EXERCÉE PAR LES

MALADIES INFECTIEUSES

GÉNÉRALES OU LOCALES

SUR L'ÉVOLUTION DES NÉPHRITES CHRONIQUES

MONTPELLIER

TYPOGRAPHIE ET LITHOGRAPHIE CHARLES BOEHM

ÉDITEUR DU NOUVEAU MONTPELLIER MÉDICAL

10, RUE D'ALGER 10,

1896

DE L'INFLUENCE

EXERCÉE PAR LES

MALADIES INFECTIEUSES

GÉNÉRALES OU LOCALES

SUR L'ÉVOLUTION DES NÉPHRITES CHRONIQUES

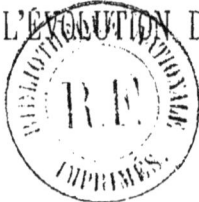

PAR

Emile GRASSAUD

DOCTEUR EN MÉDECINE.

〰〰〰〰

MONTPELLIER

TYPOGRAPHIE ET LITHOGRAPHIE CHARLES BOEHM

ÉDITEUR DU NOUVEAU MONTPELLIER MÉDICAL

10, RUE D'ALGER, 10

1896

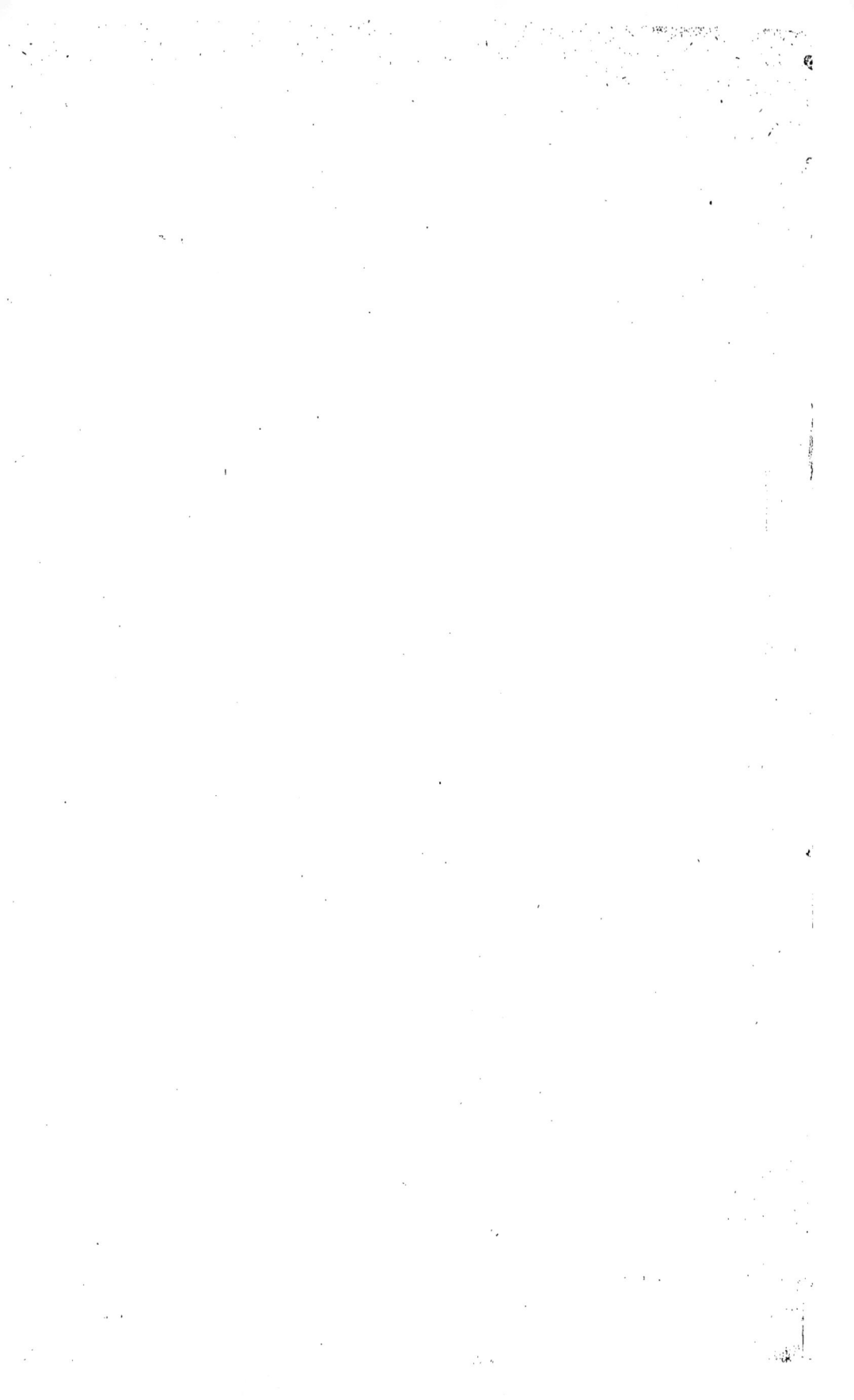

A LA MÉMOIRE DE MON PÈRE

A MA MÈRE

A MON FRÈRE

A MA SŒUR

E. Grassaud.

A LA MÉMOIRE DE MON PARRAIN

A MA MARRAINE

A TOUS MES PARENTS

A MES AMIS

E. GRASSAUD.

A Monsieur le Professeur Agrégé RAUZIER

A TOUS MES MAITRES

E. GRASSAUD.

INTRODUCTION

L'affinité des maladies infectieuses pour les reins est un fait de pathologie générale admis par tout le monde, et dans ces dernières années de nombreux travaux thérapeutiques et expérimentaux sont venus apporter une large contribution à cette étude.

Mais jusqu'ici les auteurs se sont occupés surtout du rôle des infections générales sur le rein, ils ont à peine mentionné l'action des infections locales. De même, chez les brightiques, ils ont étudié l'influence défavorable des premières, ils restent à peu près muets sur le rôle de ces dernières. — C'est sur ces points que M. le Professeur agrégé Rauzier a bien voulu attirer notre attention. Sur ses conseils nous avons entrepris cette étude pour en faire le sujet de notre thèse inaugurale.

Pour traiter ce sujet complexe, voici le plan que nous avons adopté.

Dans un premier chapitre nous faisons une revue sommaire des néphrites engendrées par les infections générales; nous nous étendons un peu plus longuement, dans un second chapitre, sur le rôle des infections locales comme cause des néphrites aiguës.

C'est après avoir démontré que les infections locales, tout aussi bien que les infections générales, peuvent provoquer des néphrites aiguës que nous abordons, dans un troisième chapitre, l'étude des infections locales et générales sur les néphrites chroniques préexistantes.

Enfin nous consacrons un quatrième chapitre à la Pathogénie.

Nous ne nous sommes pas dissimulé la difficulté de notre

tâche, et nous n'avons pas la prétention d'avoir étudié complètement la question ; mais nous avons cru être utile en tentant cette étude.

Certes nous n'aurions point osé l'entreprendre si nous n'avions eu, pour nous guider, les conseils éclairés de notre excellent maître M. le Professeur agrégé Rauzier. Qu'il reçoive ici nos plus vifs remerciements. Jamais nous n'oublierons la bienveillante sympathie qu'il nous a toujours témoignée.

Notre ami, M. le D' Sacaze, nous a fourni quelques renseignements relatifs au sujet que nous avons essayé de traiter ; nous l'en remercions bien cordialement.

M. le professeur Hamelin a bien voulu nous faire l'honneur d'accepter la présidence de cette thèse. Qu'il veuille bien accepter l'hommage de notre profonde et respectueuse reconnaissance.

Avant de terminer, nous ne saurions oublier nos chefs de service de l'hôpital d'Arles. Qu'ils reçoivent l'expression de notre gratitude pour les bons conseils qu'ils nous ont toujours prodigués et la sympathie qu'ils n'ont cessé de nous témoigner pendant le séjour que nous avons fait à l'hôpital de cette ville.

DE L'INFLUENCE

EXERCÉE PAR LES

MALADIES INFECTIEUSES

GÉNÉRALES OU LOCALES

SUR L'ÉVOLUTION DES NÉPHRITES CHRONIQUES

I.

Des néphrites consécutives aux maladies infectieuses générales.

La plupart des maladies générales infectieuses peuvent s'ac-compagner de néphrite aiguë ; déjà même avant la démonstration de leur origine parasitaire leurs déterminations rénales avaient appelé l'attention d'un grand nombre d'observateurs. Elles con-courent, pour la plus grande part, à la production des néphrites, aussi Landouzy a-t-il pu écrire que ces dernières « sont aux ma-ladies infectieuses ce que l'endocardite est au rhumatisme ».

L'action du froid n'est plus admise comme cause exclusive, et si, à la suite d'un refroidissement, se manifestent les signes d'une inflammation rénale aiguë, on ne doit attribuer au froid que le rôle de cause prédisposante. Un froid subit et particulièrement intense, par suite des relations fonctionnelles existant entre la peau

2

et les reins, peut retentir du côté de ces derniers et déterminer une congestion intense qui peut n'être que le prélude d'un état inflammatoire. Le froid, dans ce cas, prépare le terrain pour l'infection.

Encore faut-il n'admettre cette étiologie que dans des cas exceptionnels, car presque toujours l'action du froid, qui est suivie de troubles apparents du côté des reins, n'a fait que rendre évidente une lésion qui existait déjà à l'état latent.

Ce sont surtout la scarlatine, la fièvre typhoïde, la diphtérie, la pneumonie, qui occasionnent le plus souvent des néphrites aiguës. Les oreillons, le rhumatisme articulaire aigu, la varicelle, la grippe, la malaria, la syphilis, le choléra, le tétanos, etc..., s'accompagnent aussi d'inflammation aiguës des reins, qui surviennent comme de véritables complications de la maladie générale.

Tantôt elles se rattachent à la généralisation et à la détermination rénale des microbes pathogènes de la maladie primitive, tantôt la néphrite est due à une infection secondaire surajoutée, greffée sur l'infection initiale.

De toutes les néphrites infectieuses, la mieux connue est assurément la *néphrite scarlatineuse* ; depuis longtemps elle a attiré l'attention des médecins. Elle est précoce quelquefois, et apparaît en pleine période de desquamation ; le plus souvent, elle est tardive et on l'observe alors habituellement après le quinzième jour, entre le quinzième et le vingtième (Trousseau), rarement le trente-et-unième ou trente-cinquième (Bartels, Hénoch).

Précoce, elle évolue en quelques jours et disparaît vers le deuxième septénaire. Tardive, elle peut revêtir toutes les modalités cliniques et entraîner parfois la mort de l'individu [1].

Dans la *fièvre typhoïde* [2], la néphrite n'apparaît le plus souvent

---

[1] Tissier , Complications rénales de la scarlatine (Gazette des Hôpitaux) , 1888.

[2] Sarda ; Revue générale de clinique et de thérapeutique, octobre, 1888.
Debray ; Thèse de Montpellier, 1888. — Girot ; Thèse de Paris, janvier 1892.
Zègre ; Thèse de Paris, 1893. — Guyot ; Thèse de Paris, décembre 1893.

que dans les formes graves, vers le quinzième, le seizième jour, mais elle apparaît aussi dans les formes de moyenne intensité et dans les formes insidieuses, le typhus ambulatorius (Raymond, *France méd.*, janvier 1881). Le début est d'ordinaire latent et insidieux, l'œdème peut manquer, mais, en revanche, on observe souvent des hématuries et des accidents urémiques graves.

Dans la *pneumonie*[1], la néphrite est un accident relativement peu fréquent. Elle peut se révéler rapidement par des symptômes bruyants, ou comme la néphrite scarlatineuse quelquefois, donner naissance à des symptômes si légers qu'elle passe inaperçue.

' La *néphrite* de la *diphtérie* a été bien décrite par Barbier[2]; elle est admise par tous les auteurs.

Dans le *choléra*, la néphrite apparaît à la période réactionnelle de la maladie, après la disparition des phénomènes d'anurie et d'asphyxie. Dans les cas heureux, elle évolue dans le courant d'une semaine ; parfois, des phénomènes urémiques peuvent se produire et devenir mortels. MM. Straus, Nocard, Roux et Thuillier[3] ont fait en commun un mémoire où ils l'ont bien décrite.

Considérée autrefois comme due à l'intoxication hydrargyrique, la *néphrite syphilitique*[4] survient de préférence chez les alcooliques. Elle survient au quatrième ou cinquième mois de l'infection, et évolue en deux ou trois mois. Elle peut se terminer par l'urémie, mais elle guérit le plus souvent.

La néphrite de la *variole* est aussi acceptée sans conteste ; elle peut apparaître pendant l'éruption et pendant la dessiccation. La première variété semble ne produire qu'un léger trouble de la fonction rénale, il n'en est pas de même de la seconde, qui est toujours très grave.

Unger[5], a recueilli sept cas de *néphrite varicelleuse* chez des

[1] Caussade ; La néphrite pneumonique (Thèse de Paris), 1890.
[2] Barbier ; Thèse de Paris, 1888.
[3] Archives de physiologie, 1884.
[4] Talamon , Syphilis brightique précoce (Médecine moderne), sept., 1891.
[5] Wien med. Presse, n° 41, 1888.

enfants de 20 mois à 4 ans. La complication est survenue de six à douze jours après la dernière poussée de vésicules.

Les observations de *néphrite* dans le cours de la *rougeole* ne manquent pas dans la science. Il existe même quelques faits prouvant que les rubéoliques peuvent mourir d'accidents urémiques. A la vérité, cette éventualité est plus rare que dans d'autres maladies infectieuses. Elle constitue pour la rougeole une exception.

Il y a bien longtemps que l'on a signalé la coïncidence de certains signes de néphrite avec l'*érisypèle*. Déjà, en 1765, Roux en relève plusieurs cas dans son « Journal de Médecine ». Elle est aujourd'hui universellement acceptée, surtout depuis l'étude approfondie que Denucé[1] lui a consacrée.

L'albuminurie n'est pas chose très fréquente dans les *oreillons*, mais elle existe dans les cas graves (Bouchard, Gaucher). Le travail de Karth[2], *Sur une forme grave d'oreillons*, la mentionne expressément.

La néphrite puerpérale est aussi aujourd'hui rangée parmi les néphrites infectieuses. Elle tient sa gravité de la préexistence d'une lésion rénale due au gravidisme. En effet, pendant la grossesse, le rein est souvent congestionné, ou bien l'urine éprouve, du fait de la tumeur abdominale, quelques obstacles à son écoulement, ce qui occasionne une néphrite légère, gravidique et non infectieuse. Mais survient une invasion infectieuse, et le rein est tout préparé pour la bien accueillir. C'est ce fait qui a frappé Albert Mayor[3] ; il a remarqué que toutes les femmes qui avaient succombé à l'infection puerpérale avaient présenté de l'albuminurie gravidique.

Des observations ayant trait à l'endocardite ulcéreuse (Netter), à la méningite cérébro-spinale (Gaucher), montrent encore ces infections provoquant des néphrites.

[1] Denucé ; Thèse de Bordeaux, 1886.
[2] Karth ; Thèse de Paris, 1883.
[3] Mayor ; Thèse de Paris, 1880.

La *Grippe* entraine aussi avec elle des altérations du côté des reins, Flessingèr [1] en cite plusieurs observaiions, Tuvache [2], dans sa thèse de doctorat, nous en donne une étude approfondie. Dans certains cas, la néphrite se manifeste une huitaine de jours après l'invasion de la maladie, d'autres fois, après le vingtième jour, parfois au début même de la grippe.

La *fièvre palustre*, qui occasionne si fréquemment des lésions de la rate et du foie, peut également donner naissance à des altérations rénales. Cette néphrite peut survenir chez les gens profondément atteints, mais elle se manifeste aussi au début de l'infection paludéenne, comme l'ont démontré MM. Kelsch et Kiener [3].

[1] Gazette médicale de Paris, juin 1889.

[2] Tuvache ; Thèse de Paris, 1891.

[3] Kelsch et Kiener ; Archives de physiologie 1882.

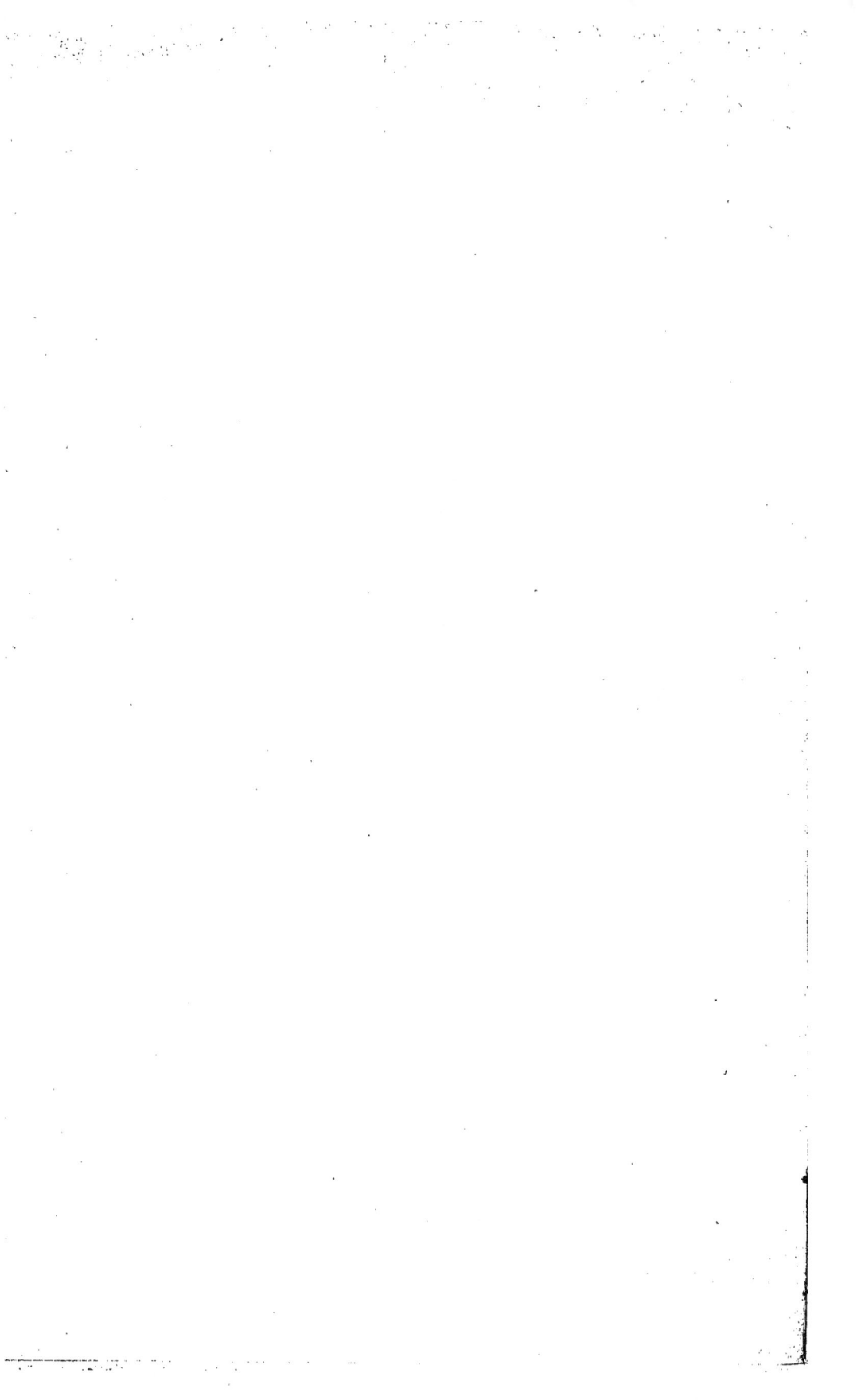

II.

Des néphrites consécutives aux infections locales.

———

Les renseignements cliniques relatifs à l'action des infections locales sur le rein sont assez peu nombreux ; nous avons cependant réuni quelques observations qui démontrent bien et d'une façon indiscutable quelle influence ont des lésions limitées, au premier abord sans importance, sur la production des lésions rénales. Des plaies peu étendues, des furoncles, des anthrax, des phlegmons circonscrits, des abcès, des angines catarrhales, sont tout autant de facteurs qui peuvent, au même titre que les grandes pyrexies, être incriminés dans l'étiologie des néphrites.

Ewen[1], Trude[2], Reverdin[3], Verneuil[4], ont été les premiers à signaler des cas de furoncle, d'anthrax, où, sans infection préalable de l'organisme tout entier, on trouvait néanmoins des microbes pathogènes dans les urines. Les théories microbiennes admises de nos jours, relativement à la pathogénie de ces lésions, ne nous laissent aucun doute sur la possibilité d'infections rénales consécutives.

Les néphrites engendrées de la sorte peuvent être plus ou moins graves et évoluer en quelques jours ; d'autresfois les lésions sont

[1] Ewen ; London med. Gaz., vol. XII, pag. 25.

[2] Trude ; Schmidt's Jahrbucher, Bd. CX, pag. 302.

[3] Reverdin ; Archives générales de médecine, tom. I, 1870.

[4] Verneuil ; Revue mensuelle de médecine et de chirurgie, 1877 et Rapport des divers états constitutionnels avec les blessures, in Encyclopédie internationale, tom. I, 1883.

plus accentuées, et la néphrite persiste plusieurs jours, après la maladie infectieuse elle-même, d'austrefois enfin les lésions peuvent persister à l'état chronique. Henoch (The Lancet 1889, june 29) nous donne deux exemples, l'un de pérityphlite, l'autre d'un phlegmon du bras, dont l'évolution avait été bénigne au point de vue local, mais qui néanmoins s'accompagnèrent d'un retentissement rénal.

Nous les résumons :

Un garçon de 10 ans a une pérityphlite. La maladie suit son cours, quand subitement, trois jours après la guérison de la maladie, de l'œdème accompagné d'une grande quantité d'albumine se montre chez lui. Il est à remarquer que durant tout le cours de la maladie l'urine était normale. Sous l'action du traitement approprié, l'albuminurie disparaît et la guérison complète ne tarde pas à s'établir au bout d'une vingtaine de jours.

Autre exemple :

Un jeune garçon de 10 ans est atteint d'un *phlegmon du bras*. La maladie dure trois semaines, le malade est guéri. Trois jours après la guérison, on voit apparaître de l'œdème aux paupières, de la dysurie, beaucoup d'albumine et des cylindres dans les urines. Le traitement convenable amène l'amélioration en cinq jours et la guérison complète en quinze jours.

Dans ces exemples, le pronostic de l'infection a été bénin ; il n'en est pas toujours ainsi, et nous avons pu recueillir quelques observations de néphrite par infection localisée ayant entraîné des accidents graves.

Cruveilher (*In* mémoire de Reverdin. *Archives générales de médecine*, 1870).

Femme épileptique, 62 ans. Abcès à la jambe, albumine dans l'urine. Développement d'un furoncle volumineux au-dessus du sourcil droit. Mort avec symptômes d'infection purulente.

Autopsie, Reins atrophiés, dégénérescence graisseuse par places, abcès multiples à leur surface.

On pourra nous objecter que dans cette observation, la mort peut bien avoir été causée par une complication crânienne du furoncle de la face, mais ce qui est certain, c'est que l'albumine a apparu dans les urines avant l'éruption du furoncle et de plus l'autopsie montre bien la lésion rénale.

Observation de Verneuil (puisée dans la thèse d'agrégation de *Barette*).

Homme de 26 ans, employé. Entré à l'hôpital de la Pitié (salle Michon, n· 3), le 5 novembre 1884. Cet homme, fortement constitué, est atteint d'un anthrax de la lèvre ; il présente un délire violent et succombe deux heures après son entrée à l'hôpital. L'urine retirée de la vessie après la mort au moyen d'une sonde est légèrement colorée, très acide. Densité 1023, urée 27,74, pas de sucre. Albumine 1,40 %. Au microscope on y trouve des cylindres et des cristaux d'urate de soude.

Autopsie. Tous les organes sont fortement congestionnés. Sinus craniens gorgés de sang. Reins très congestionnés sans autre altération apparente.

Observation de Trude :

Etudiant en droit, 21 ans.

Eruption furonculeuse multiple et successive. Furoncle très volumineux de la paupière supérieure droite. Tuméfaction très considérable de la face. Phénomènes graves. Urines très albumineuses. Mort par phlébite propagée aux sinus craniens.

Autopsie. Congestion générale de tous les viscères.

Bouilly (Thèse de Paris, 1877).

Homme vigoureux. Légère excoriation de la jambe gauche, datant de plusieurs jours, rubans de lymphangite partant des bords de la plaie. Peu de jours après l'apparition de l'excoriation, malaises, frissons, urines rouges, sanguinolentes, face bouffie, urines très albumineuses.

Traitement de l'affection rénale. Diminution de l'albumine, cicatrisation de la plaie de la jambe.

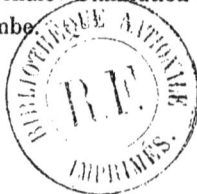

Augagneur (*Société med. des Hôpitaux de Lyon*, 1885).

Homme de 73 ans. Alcoolique. Lymphangite consécutive à des écorchures du pied, enflammées par la marche et irritées par la malpropreté.

Abondant précipité albumineux dans les urines durant cinq jours. Disparaît avec la maladie infectieuse.

Ces observations nous montrent bien l'influence incontestable des infections localisées sur le rein, l'observation que le Dr Sacaze a publiée en 1895 dans la *Revue de Médecine* nous en donne encore une preuve plus complète.

OBSERVATION. — *Petites blessures sur le dos de chaque main ; infection staphylococcique d'abord locale, puis générale, et consécutivement néphrite aiguë qui occasionne la mort.*

J... Jacques, âgé de soixante-cinq ans, cultivateur, admis à l'hôpital le 6 décembre 1893.

Aucun détail important à signaler sur son hérédité. Etant militaire, il éprouve dans la hanche droite une douleur assez vive, mais qui disparaît au bout de quatre jours.

Depuis quinze à vingt ans, il contracte assez facilement avec le froid des bronchites qui persistent tout l'hiver et disparaissent dès que l'été arrive.

Il a été tailleur de pierre pendant une trentaine d'années. Ses enfants jouissent d'une bonne santé.

Début de la maladie actuelle. — Le 30 novembre 1893, il se fait des égratignures légères sur la face dorsale des deux mains en maniant du bois ; il continue à travailler sans apporter le moindre soin à ces plaies, qui ne tardent pas à s'entourer d'une zone rouge, prurigineuse. A cette inflammation locale s'ajoutent, le troisième jour environ de la production de ces blessures, des frissons intenses accompagnés de malaise général, de fatigue. Les urines sont rares, rouges. Le lendemain ou le surlendemain, de l'œdème se montre au visage ; les membres inférieurs le présentent bientôt après.

7 décembre. — Nous constatons un embonpoint notable ; l'œdème est généralisé, mais particulièrement accentué aux jambes ; cepen-

dant l'infiltration n'est pas très grande. Pas d'élévation anormale de la température. Pouls à 54. Sur la face dorsale de chaque main nous trouvons une ulcération étendue comme une pièce de cinquante centimes, recouverte d'une croûte jaune grisâte très sèche; au-dessous de cette croûte, il y a une goutte de pus ; les téguments, en ce point, ne paraissent pas maintenant très irrités.

Cet homme signale encore de la toux, accompagnée d'une expectoration muqueuse ; l'examen de la poitrine indique une diminution du bruit respiratoire dans les deux poumons, et en arrière des râles sous-crépitants.

Urines rares, de couleur rouge ; 325 centim. cubes d'albumine par litre. Presque pas de dépôt.

Pupilles rétrécies. La vue n'est pas trouble. Pas de vomissement, pas de nausée.

Traitement. — Régime lacté, 6 pilules contenant chacune 1 centigram. de codéine et 20 centigram. de terpine. Pansement antiseptique des plaies.

8 décembre. L'auscultation du cœur révèle un souffle au premier temps et à la pointe. Œdème léger sur tous les points du corps. Partie droite du scrotum un peu plus grosse. Hier cet homme a éprouvé des envies de vomir. Même traitement.

9. Ce matin encore, douleur sourde, compressive au niveau du creux épigastrique et, dans la soirée, céphalalgie.

On prescrit 2 gram. de lactate de strontium.

11. Pendant la nuit et ce matin encore, céphalalgie, malaises gastriques, dégoût marqué pour le lait, prolongement du premier bruit du cœur; œdème léger sur les membres, pupilles petites, urines peu abondantes, rougeâtres.

Au lait on substitue le régime sec, et le lactate de strontium est porté à 3 gram.

13. Cet homme tousse beaucoup et rejette en assez grande quantité des crachats muco-purulents. Pouls régulier à tension élevée. Pas de crampes, pas de fourmillements, les réflexes rotuliens ne sont pas exagérés. Plaies des mains presque guéries ; tout autour, la peau est rouge et desquamée.

Urines, 500 centim. cubes comme quantité ; urée, 18gr,6; albumine, 6 gram. par litre.

Traitement : lactate de strontium, 5 gram., potion avec 2 gram. d'iodure de potassium.

14. Même état ; le dégoût pour les aliments s'accentue ; lactate de strontium, 6 gram.

15. Cet homme cherche à prendre le moins possible soit des médicaments, soit de la nourriture. La céphalalgie et les malaises gastriques persistent. On revient au régime lacté absolu.

19. Depuis 2 jours, il se plaint de nausées ; pas de vomissements; bouffissure du visage et infiltration légère sur le reste du corps.

Urines rougeâtres ; quantité : 500 centim. cubes ; urée et albumine par litre : 22^{gr},4 l'une, 6 gram. l'autre.

Comme le lactate de strontium ne paraît produire aucun effet favorable, il est remplacé par le bleu de méthylène, qu'on prescrit à la dose de 0^{gr},20 en 8 cachets. Le régime lacté absolu est maintenu.

22. Amélioration légère. Urines : quantité : 650 centim. cubes ; urée : 15^{gr},8 ; albumine : 3 gram. par litre.

27. Etat identique. L'analyse des urines donne les résultats suivants : quantité, 700 centim. cubes ; urée : 13^{gr},3 ; albumine, 3 gram. par litre.

5 janvier 1894. Le malade s'affaiblit de plus en plus ; il prend très peu de lait ; nausées allant parfois jusqu'au vomissement.

Céphalalgie, hébétude, pupilles rétrécies.

Les urines sont toujours rares, contenant par litre 10^{gr},3, à peine d'urée et 0^{gr},60 d'albumine.

7. Mort survenue assez brusquement dans la nuit.

A l'autopsie, l'examen macroscopique des reins ne montre ni infarctus, ni collection purulente appréciable ; à cause de la coloration des tissus par le bleu de méthylène, il est difficile de bien apprécier l'intensité de la néphrite. Les autres organes n'offrent pas de lésions bien importantes.

Recherches bactériologiques. — Le 7 décembre, avant l'application du pansement, ensemencement d'un tube de gélose avec du pus recueilli dans la plaie du poignet gauche, où les phénomènes inflammatoires ont été les plus intenses. Ce tube est mis dans une étuve à 30°.

Le long des stries apparaissent, les jours suivants, une multitude de points blancs qui peu à peu se réunissent.

Nous puisons dans ces colonies pour ensemencer des tubes de bouillon et de gélatine, qui ne tardent pas à présenter des modifications, des amas blanchâtres dus à la prolifération des germes.

Toutes ces cultures ainsi obtenues ne paraissent relever que d'une espèce bactérienne ; les diverses colonies se ressemblent complètement, et, à l'examen microscopique, on ne découvre aussi qu'une seule forme. D'ailleurs, il est facile de se convaincre, d'après l'ensemble des caractères constatés soit dans les milieux nutritifs, soit dans les préparations, qu'il s'agit là uniquement du staphylocoque blanc.

Pour déterminer en même temps sa virulence, nous nous sommes servi d'un tube de bouillon ensemencé depuis 2 jours, et nous en avons injecté une pleine seringue de Strauss dans le tissu cellulaire abdominal d'un lapin bien portant. Cet animal est mort dix-neuf heures après. Sa température, prise dans le rectum, n'a jamais dépassé 38°. Son urine, filtrée, nous a donné un nuage blanchâtre par l'acide nitrique.

En faisant son autopsie, nous remarquons, au point d'inoculation, un léger œdème ; dans les poumons et le foie, une congestion très vive. Les reins sont aussi rouges, tuméfiés ; cet aspect apparaît encore sur les coupes, mais on n'y découvre, du moins à l'œil nu, aucun foyer purulent.

Afin de rendre ces recherches plus complètes, nous avons songé à faire l'analyse bactériologique des urines ; nous avons essayé d'en recueillir d'une façon aseptique ; mais il a été impossible chaque fois au malade d'uriner en notre présence, de telle sorte qu'il a fallu renoncer à pratiquer cet examen.

Il n'est nullement téméraire d'admettre que, chez cet homme, la néphrite aiguë qui a occasionné la mort a été consécutive aux blessures des mains.

Plusieurs motifs justifient cette manière de voir.

Une première particularité à retenir, c'est que les troubles ayant leur point de départ dans cette inflammation rénale se sont montrés peu de temps après la formation de ces foyers infectieux en cette région. Les renseignements fournis par le malade apprennent qu'il était en bonne santé à cette date, qu'il n'avait jamais eu d'œdème ; la fatigue générale, la diminution des urines et les autres symptômes, ne se sont manifestés qu'après l'apparition des frissons.

En second lieu, les plaies ont revêtu un aspect particulier qui mérite de fixer l'attention Au lieu d'évoluer très vite, de cicatriser sans causer la moindre souffrance, comme cela se produit souvent, elles ont offert des modifications indiquant qu'il se passait là des processus irritatifs inflammatoires très vifs sous l'influence de germes virulents. Ceux-ci, après avoir causé des accidents locaux, n'ont pas tardé à envahir l'organisme pour y amener différentes altérations, parmi lesquelles la néphrite aiguë, qui a pris un caractère particulièrement intense.

III.

Influence exercée par les maladies générales ou locales sur l'évolution des néphrites chroniques préexistantes.

Les néphrites infectieuses aiguës peuvent aboutir à la guérison complète ou passer à l'état chronique, et dans ce dernier cas subir des aggravations sous des influences diverses. Le plus souvent, la néphrite, lorsqu'elle est légère, demeure latente et n'incommode pas le malade, qui continue de vaquer à ses occupations professionnelles. Le matin, un léger œdème, d'ailleurs très fugace, de paupières ; le soir, de l'œdème de la région des malléoles, une très petite quantité d'albumine dans les urines, sont les seuls signes révélateurs de la lésion rénale. Souvent même, elle peut passer inaperçue ; le malade, dont la santé est en apparence parfaite, n'étaient pas porté à recourir à l'assistance d'un médecin.

Cet état peut persister pendant bien longtemps, et Bard [1] en cite deux cas qu'il a pu suivre pendant plusieurs années. L'albuminurie n'a jamais complètement cessé et a persisté après neuf ans dans un cas, après douze dans l'autre. Le taux de l'albumine a varié de $0^{gr},25$ à $0^{gr},50$; très souvent, il était réduit à l'état de traces, remontant cependant toujours sous toutes les influences défavorables.

Bien des causes peuvent amener une recrudescence d'une néphrite chronique : le froid, les traumatismes, la grossesse, peuvent entraîner des accidents du côté de reins déjà altérés. Le rôle

[1] Lyon médical, 1894, nos 28 et 29,

le plus considérable revient néanmoins aux infections. Une infection quelconque, générale ou locale, aggrave l'état du malade, et si elle n'entraine pas avec elle un pronostic *quoad vitam*, elle n'en produit pas moins une exagération de la lésion. La rechute, si elle n'entraine pas la mort, laisse à sa suite un trouble fonctionnel plus étendu et nécessairement aussi une susceptibilité pathologique plus grande.

Nous allons d'abord passer en revue quelques cas dans lesquels la néphrite chronique a été influencée par une infection générale, nous étudierons ensuite l'action des infections locales.

A. L'influence des infections générales est connue de longue date et tous les auteurs ont remarqué les modalités particulières présentées par certaines maladies chez des gens dont les reins ont été antérieurement lésés.

Ainsi Vignerot, dans sa thèse (contribution à l'étude des néphrites, Paris, 90-91), nous rapporte l'observation d'une femme atteinte de diphtérie. Consécutivement, la malade eut une néphrite aigüe qui évolua régulièrement, mais, quelques mois après la guérison, la même femme rentra à l'hôpital pour une fièvre typhoïde à forme rénale.

H... Angelina, vingt-deux ans, giletière, entrée le 17 décembre 1884, salle Sainte-Anne, à la Charité.

Toujours bien portante jusqu'à son entrée : pas de maladies antérieures. Deux enfants bien portants. Accouchements normaux.

A son entrée, la malade est pâle, un peu prostrée. Température 39°4 ; pouls 110. La gorge est entièrement tapissée de fausses membranes grisâtres. La voix, sourde et éteinte, démontre aussi l'envahissement du larynx, l'oppression est assez marquée. L'urine renferme de l'albumine en assez grande quantité.

Le 20. Les fausses membranes diminuent. Paralysie du voile du palais et du pharynx. Albuminurie très abondante. Temp. 38°.

Du 25 décembre au 5 janvier, les fausses membranes disparaissent. La malade se plaint d'accès d'oppression, cependant on ne trouve aucune complication appréciable du côté de la poitrine. L'albumine est toujours en aussi grande quantité dans les urines.

2 février· Les accès d'étouffement diminuent, mais la malade ne peut se tenir debout. Les jambes sont paralysées. La dysphagie a presque disparu. Pas d'œdème des jambes, mais bouffissure de la face. Albuminurie abondante.

11 mars. La malade est bien améliorée. Elle peut se tenir sur ses jambes. Les troubles de la vue ont presque disparu. Les accès d'étouffement ont cessé. L'albuminurie est moins considérable.

Le 25 avril, il n'existe plus que des traces d'albumine. La malade sort guérie à la fin du mois de juillet.

29 *août*. La malade rentre de nouveau à l'hôpital de la Charité, avec tous les symptômes d'une fièvre typhoïde au début.

Cette fièvre typhoïde présente dès les premiers jours une albuminurie extrêmement intense.

La maladie évolua régulièrement, mais à partir du second septénaire la malade eut plusieurs accès de dyspnée.

L'albuminurie persista avec la même abondance pendant près de six semaines.

Deux mois et demi après son entrée, la malade quittait l'hôpital, les urines ne présentaient plus d'albumine.

Cette observation nous montre bien la réapparition brusque de la néphrite à l'occasion d'une maladie intercurrente. La fièvre typhoïde est venue dans ce cas réveiller et accentuer les lésions créées par la diphtérie.

Nous puisons dans le Traité de MM. Lecorché et Talamon une autre observation qui vient encore à l'appui de la précédente.

S.., dix-sept ans, entré le 4 août 1866, à Necker. Aucune maladie antérieure. Frisson, point de côté.

7 août. Râles crépitants à droite.

Le 9. Défervescence brusque.

Le 11. Les urines ne renferment plus de sang. Albumine 2 gr. par litre.

Le 15. Urine normale ; n'y a plus d'albumine d'une façon appréciable.

Le malade part pour Vincennes le 30.

Il revient dans le service le 15 octobre avec tous les signes d'une

4

fièvre typhoïde au cinquième ou sixième jour. Les urines depuis la
veille sont devenues de nouveau sanglantes.

La fièvre typhoïde fut bénigne. La défervescence se fit vers le
17ᵉ jour. Les urines, dont la teinte sanglante avait disparu le qua-
torzième jour, restèrent albumineuses pendant quinze jours.

A la fin de décembre, le malade sortit, les urines étaient normales.

Caussade, dans sa thèse « la néphrite pneumonique », parle
ainsi de la gravité de la pneumonie influencée par un mal de
Bright antérieurement guéri.

Donc le rein qui chez le malade atteint de néphrite chronique
constitue le point faible de l'organisme, le *locus minoris resis-
tentiæ*, est influencé par une infection générale et de ce fait subit,
au moins momentanément, une aggravation de sa lésion.

B. L'influence des infections locales est moins bien connue,
mais les faits que nous avons pu observer montrent bien qu'elles
ont aussi une grande importance. Si les auteurs sont jusqu'ici à
peu près muets sur cette question, cela ne peut provenir que d'un
manque d'observation, et nous sommes certains que bien des
rechutes qu'on ne peut souvent s'expliquer, ne sont que la conséquence d'infections localisées. De même que ces dernières sont
l'origine certaine de néphrites infectieuses, elles sont, au même titre
que les infections générales, la source de recrudescences souvent
graves pour des reins déjà lésés.

Qu'une lésion locale infectieuse survienne chez un individu
atteint de néphrite chronique, elle provoque le plus souvent des
accidents aigus qui se manifestent par une augmentation du taux
d'albumine et une exagération des divers autres symptômes.

Mal de Bright. Albumine considérable. Mort (Thèse de Dluski).

Aug... Em.., quatorze ans, entré le 11 novembre 1887 à l'hôpital
des Enfants-Malades, salle Bouchut, service de M. le professeur
Grancher.

Antécédents personnels : Rougeole à 9 ans. A 12 ans anasarque avec albuminurie, qui par le régime lacté a été guérie au bout de 6 mois.

Depuis trois jours, l'appétit a diminué ; l'enfant a eu trois vomissements alimentaires ; il a de la diarrhée, il a eu un accès d'oppression d'un quart d'heure.

Actuellement. Douleurs rénales, œdème à la face, aux bourses, aux membres. Premier bruit du cœur légèrement dédoublé. Albumine à la quantité de 14 gr. par litre. *Lymphangite réticulaire à la fesse droite, à l'abdomen, aux bourses.*

Traitement. — Régime lacté, sirop d'iodure de fer, compresses boriquées.

16 novembre. — Lymphangite guérie.

21. Albumine 7 gram. par litre. — 30. 4 gram. — 12 décembre. 3 gram.—2 janvier. La température qui depuis le 28 novembre était à 37-38°, monte à 39°. —3. La bouffissure de la face a augmenté. Diminution des urines. Augmentation de l'albumine : 5 gram. par litre.

25. Œdème des jambes prononcé. Anasarque accentué.

31. *Otite et mastoïdite.*

3 février. Accès d'oppression ; en conséquence, ventouses sèches, bains de vapeur, caféïne.

6. Temp. 39°, 3, — 8. Albumine, 6 gram. par litre. — 9. Urine, 250 gram.; albumine, 12 gram.

18. Diarrhée, attaques épileptiformes.

22. Convulsions, diarrhée. La température monte à 41°. Inégalité des pupilles, nystagmus. Pouls, 142. — Le malade meurt dans des convulsions.

Autopsie. — Rein : gros rein blanc ; la substance corticale est pâle. Les pyramides injectées sont d'une teinte rosée. La surface a un aspect granuleux. Poumons : larges plaques de congestion et de splénisation. Hydrothorax des deux côtés. Cerveau congestionné. Méninges injectées.

Cette observation nous présente un grand intérêt ; elle nous fournit bien la constatation de l'aggravation des symptômes de la néphrite chronique, et surtout de l'augmentation de la quantité d'albumine à l'occasion de chaque infection localisée intercurrente. Il ne nous répugne nullement de voir, dans la lymphangite, la cause de la recrudescence de la néphrite ancienne. En effet, c'est à ce moment que la quantité d'albumine devient considérable (14 gr.) et avec la disparition de l'infection localisée se produit aussi parallèlement la diminution de la quantité d'albumine. Les mêmes phénomènes se reproduisent quand surviennent l'otite et la mastoïdite.

Nous avons pu, au mois de juillet 1895, observer dans le service de M. le Professeur Grasset un malade brightique qui présenta bien manifestement une poussée de néphrite aiguë sous l'influence de petites plaies cutanées.

R... Charles, 51 ans, commissionnaire; habitant Montpellier, admis à l'Hôpital suburbain le 11 juillet 1895.

Dans ses antécédents personnels, nombreux vertiges, œdèmes. Au mois de mai dernier, il était entré à l'hôpital pour une bronchite intense.

12 juillet. Le malade présente des taches noirâtres avec croûtes de sang durci, reposant sur une surface légèrement ulcérée ; ces taches, grosses comme une pièce de un franc, occupent les deux pommettes d'une façon symétrique ; les joues, la partie antérieure de la fosse temporale, le rebord des deux oreilles.

Petites taches de purpura ordinaire sur les membres et sur divers points du tronc.

La main droite est un peu engourdie ; les ongles du pouce et de l'index sont violacés et présentent de la suppuration. Le malade sent bien au niveau des plaques et autour d'elles ; les réflexes tendineux sont exagérés. Le malade tousse beaucoup et rejette des matières muqueuses, rougeâtres. Respiration obscure dans les parties supérieures des poumons ; quelques râles.

L'examen des urines révèle 40 centigr. d'albumine.

Traitement. — Antisepsie au niveau des plaies cutanées. 50 centigrammes de caféine. Régime lacté.

15. Même état. Néanmoins urines rares, rougeâtres, présentant de jour en jour une plus grande quantité d'albumine. Urines, 600 centimètres cubes ; albumine, 2 gram.

16. Pupilles contractées à gauche. Vomissements depuis ce matin. Paupières œdématiées. Urines peu abondantes, rougeâtres. Traitement : ventouses scarifiées de chaque côté, à droite et à gauche ; inhalations d'oxygène ; caféine suspendue.

17. Hier soir, hypothermie. Plus de vomissements. Urines rares, foncées. Albumine, 1 gram. Au niveau de la main droite se montre une petite plaie.

18. Hier soir, température élevée. Quelques ganglions plus gros dans le cou. Urines rares. Le malade paraît bien ce matin.

19. Les plaies de la joue, des oreilles, sont presque guéries. Urines encore rares, 400 centim. cubes. Albumine, 1gr 20.

22. Râles sous-crépitants moyens et fins dans les deux côtés, en arrière. Urines jaune foncé.

25. Quelques râles sous-crépitants en avant et en arrière. Les plaies cutanées sont guéries. Le purpura a disparu.

31. Affaiblissement assez considérable. Muguet. Urines, 800 centimètres cubes, albumine, 1 gram.

3 août. Le malade s'est un peu remis, la quantité des urines a augmenté ; l'albumine diminue ; il n'y en a plus que 70 centigr. par litre.

8. L'amélioration continue. Urines, 1400 centim. cubes; albumine, 60 centigr.

10. Le malade est sorti de l'hôpital, et n'a pu être suivi.

Observation.

Communiquée par M. le Professeur agrégé Rauzier

Néphrite datant de deux ans et demi, stationnaire, poussée suraiguë avec urémie terminale à la suite d'un anthrax.

M. G..., négociant, 60 ans, est vu pour la première fois par M. le professeur agrégé Rauzier, le 17 août 1895. Il est atteint, depuis deux ans et demi, d'une néphrite survenue, prétend-il, à la suite d'un refroidissement. Il n'a jamais été malade antérieurement. L'affection diagnostiquée et jusqu'ici traitée par un médecin, de ses parents, a présenté un début aigu accompagné de symptômes inquiétants (dyspnée, mictions fréquentes, œdème) et s'est notablement amendée au bout de six mois, à la suite d'un traitement proprié. — Nouvelle recrudescence sans cause depuis quelque

temps : céphalée, troubles visuels, quelques vomissements, consti-
pation ; dyspnée constante empêchant le malade de demeurer couché
la nuit (il est obligé de rester assis dans un fauteuil), toux et expectoration rares, ni crampes, ni doigt mort, amaigrissement assez
marqué, mictions assez fréquentes (toutes les deux heures).

A l'examen, le malade est de complexion moyenne, offre un teint
foncé ; tout effort et le seul fait de parler provoquent chez lui de la
dyspnée ; les poumons sont en bon état. Au cœur on perçoit un
bruit de galop ; le palper abdominal est négatif ; l'urine, dont le
malade émet quotidiennement deux litres, contient uniformément
1 gr 5o à 2 gram. d'albumine par litre.

M. Rauzier prescrit le régime lacté absolu ; le lactate de strontium à la dose de 4 gram. par jour, une friction quotidienne à l'eau
tiède alcoolisée sur tout le corps, une purgation hebdomadaire avec
20 gram. d'eau-de-vie allemande, et des pointes de feu, tous les
huit jours, sur la région lombaire.

Le 3o août, le malade se sent beaucoup mieux ; pour la première
fois, il peut dormir étendu, le lait est parfaitement supporté.

5 décembre. Depuis plusieurs mois, malgré l'observation stricte
du régime lacté absolu, et malgré la disparition presque complète
de tous les phénomènes pénibles qu'il éprouvait antérieurement
(dyspnée, céphalée, troubles visuels), l'albumine persiste dans les
urines au taux uniforme de 5o centigr. par litre. Un acheminement
vers le régime lacté mixte, soupes au lait, huîtres, a pu être tenté
sans amener un accroissement de la quantité d'albumine.

15. A la suite de quelques excès de régime, réalisés ces derniers
jours, le malade n'ayant pu s'astreindre à une progression régulière
dans l'alimentation, le taux d'albumine est remonté à 1 gr 5o par litre;
la face est un peu bouffie, la dyspnée a reparu, le sommeil est agité.
Le régime lacté absolu est prescrit à nouveau ; seules, deux soupes
au lait sont autorisées tous les jours.

24. Les troubles précédemment signalés ont à peu près disparu,
et le malade en est revenu au point où il se trouvait avant la dernière
poussée; mais depuis cinq jours, à la suite d'une violente émotion,
ou coïncidant avec elle, est survenu un anthrax du bras droit. La
tumeur inflammatoire a été spontanément traitée par l'entourage
du malade d'une façon aussi peu antiseptique que possible : des
œufs battus, de l'oignon cuit, des cataplasmes, y ont été appliqués

en permanence, l'anthrax a le volume d'une grosse noix ; tout autour il existe un œdème inflammatoire étendu, la douleur est violente, la face dorsale de la main est œdématiée. Le malade est apyrétique.

Après une large désinfection de la surface de la tumeur avec une solution phéniquée à 0,50 %, l'anthrax est incisé crucialement au thermocautère, et un pansement humide, avec la solution phéniquée, est maintenu en permanence.

26. L'œdème inflammatoire avoisinant l'anthrax est limité, la tumeur présente des orifices multiples d'où le pus s'écoule en abondance, accompagné de quelques pelotons cellulaires nécrosés.

29. Amélioration notable dans l'état local, la plaie commence à bourgeonner, mais depuis hier le malade est atteint d'une dyspnée très marquée, sa face est bouffie, il est nerveux, le taux de l'albumine est brusquement monté à 7 grammes par litre. Cependant il ne s'est point départi d'un régime sévère. On lui prescrit pour le lendemain 30 gram. d'eau de vie allemande et l'application de pointes de feu.

30. A 7 heures du soir, le malade est pris d'une vive douleur rétro-sternale après l'ingestion d'un bol de lait ; il se plaint d'une sensation très pénible de brûlure en ce point, avec irradiation dans l'épaule et le bras gauche. Il éprouve de violentes palpitations et a eu plusieurs menaces de syncope. Il existe une cyanose assez marquée, les bruits du cœur sont très irréguliers, assez énergiques sans embryocardie. Le pouls est irrégulier et inégal.

M. Rauzier pratique une saignée de 150 gram., qui donne issue à un sang très noir, puis deux injections de caféine, de 0 gr. 25 chacune ; il fait appliquer des sinapismes, prescrit le repos au lit, des inhalations d'oxygène et un régime exclusivement composé de lait et de rhum.

Aussitôt après la saignée, le malade se sent soulagé, les palpitations et la dyspnée diminuent, le pouls se régularise.

A partir de ce moment, le malade ne quitte plus son lit, la dyspnée persiste, mais atténuée, sans lui permettre de rester étendu ; il tousse et rend quelques crachats muqueux, sans qu'on trouve à l'auscultation autre chose que quelques râles d'œdème pulmonaire ; la face se cyanose de plus en plus, de légers œdèmes paraissent aux parties déclives, les bruits du cœur, d'abord fréquents et irréguliers, deviennent bientôt embryocardiques ; c'est à peine si les battements se régularisent quelques heures et augmentent passagèrement d'amplitude à la suite des injections de caféine répétées matin et soir. Des vomissements opiniâtres, qui durent 48 heures, succèdent à une injection de morphine-atropine. L'urine est assez abondante et renferme, le 4 janvier, 12 gram. d'albumine par litre.

A partir du 5 janvier, l'intelligence, jusqu'alors intacte, s'alourdit. Le malade tombe dans un état de somnolence d'où la moindre excitation le tire assez facilement ; les pupilles sont étroites, il existe quelques soubresauts de tendons.

Le traitement mis en usage par M. Rauzier, assisté de M. le professeur Grasset, qui voit deux fois le malade en consultation, consiste en injections de caféine, inhalations d'oxygène, teinture de noix vomique (4 gouttes matin et soir), et plus tard ergotine à 1 gr. 5o par jour. A deux reprises 20 gram. d'eau-de-vie allemande sont administrés sans résultat.

Le 8 janvier, le malade entre en agonie, il est en proie à une extrême agitation qui nécessite une injection de morphine ; l'alimentation est impossible ; les bruits du cœur sont faibles, très irréguliers, embryocardiques ; la cyanose est générale, la poitrine est remplie de sous-crépitants ; le malade meurt dans la nuit.

Voici donc un cas de néphrite invétérée, mais absolument stationnaire, et immobilisée à un chiffre restreint d'albumine qui, tout à coup, sous l'influence d'une lésion locale (anthrax), insuffisamment traitée dans ses débuts et, partant très virulente, a présenté une poussée suraiguë qui, en quelques jours, a provoqué la mort du malade, au milieu de manifestations urémiques, à localisation myocardique prédominante.

On pourrait, à la rigueur, se demander si l'emploi des antiseptiques utilisés pour le pansement d'anthrax (acide phénique 1/2 p. %) n'a pu contribuer à amener l'issue fatale. On sait, en effet, que le rein est très susceptible à l'endroit des antiseptiques, et que la possibilité de complications rénales constitue l'une des objections que l'on a pu faire à l'utilisation intensive de certains d'entre eux. L'acide phénique compterait parmi ces derniers.

Nous ne le croyons pas toutefois, en raison du peu d'étendue de la plaie absorbante et du titre relativement faible de la solution ; enfin les urines du malade n'ont jamais présenté la teinte particulière qui est l'indice constant de la saturation phéniquée.

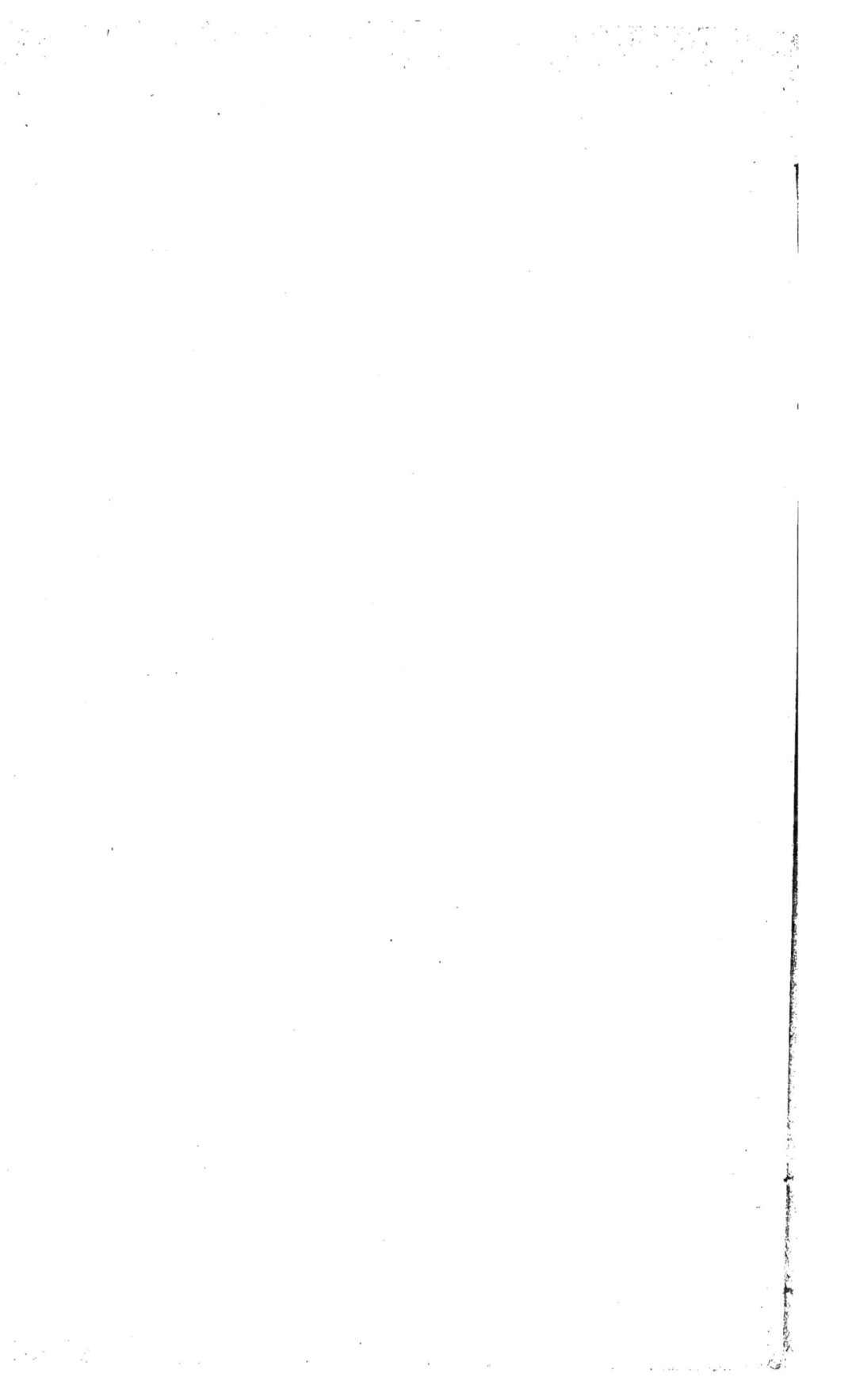

IV.

Pathogénie.

———

La pathogénie des néphrites infectieuses est loin encore d'être complètement élucidée. C'est surtout aux travaux de ces dernières années, en particulier à ceux de Wyssokowitch [1], de Cornil et Berlioz [2], d'Enriquez [3] qu'on doit de pouvoir en pénétrer un peu l'essence et la nature. Les recherches histo-bactériologiques de ces auteurs ont bien montré l'action nocive, sur les reins, des infections générales aussi bien que des infections locales. La présence, en des circonstances démontrées d'ailleurs exceptionnelles, de microorganismes dans les reins ou les urines de sujets atteints de néphrite aiguë, établit d'une façon indiscutable la relation étroite de cause à effet qu'il peut y avoir entre elles.

Si parfois on ne trouve de bactéries ni dans le sang, ni dans les reins, ni dans les urines, il n'en est pas moins vrai que l'infection a joué un rôle, et les expériences de Roux et Versin, de Vincent et Vaillard sont absolument probantes à cet égard. — Dans ce cas, ce sont les produits élaborés par les microbes qui agissent sur la substance rénale. Dans les expériences que ces derniers auteurs ont faites sur la diphtérie et le tétanos, ils ont démontré que le bacille de Klebs-Lœffler et celui de Nicolaier, localisés, le

———

[1] Koch's und Pfluger's Zeitschrift für Hgg., 1886. Bd. 1, n° 45.

[2] Cornil et Berlioz; Exp. sur l'empoisonnement par les bacilles du Jequirity. (Arch de physiologie, 1883, pag, 414). — Berlioz (Thèse de Paris, 1887).

[3] Enriquez; Contribution à l'étude bactériologique des néphrites infectieuses. (Thèse de Paris, 1892).

premier au niveau de la fausse membrane, le second, au niveau d'une plaie suppurante, sécrètent en ces points une diastase intoxiquant l'organisme.

Les expériences thérapeutiques faites avec la tuberculine de Koch ont bien prouvé que le bacille de la tuberculose agissait de cette même manière.

Ces théories nous rendent bien compte du rôle des infections sur la substance rénale. Si, dans les infections générales, on ne trouve pas toujours dans les urines le microbe spécifique de l'infection, ou peut y trouver son produit d'élaboration, et comme dans les infections localisées, la toxine constitue la preuve du délit.

Bouchard, et les autres auteurs qui se sont occupés de la question, ont même pu démontrer par l'expérimentation un certain nombre de particularités. Suivant la durée de l'expérience, suivant la la résistance du sujet, suivant la dose du poison, suivant sa nature même, et suivant son action plus ou moins réitérée, on provoque des lésions variées dans le rein.

C'est ce qui explique pourquoi les néphrites qui surviennent au cours des infections ne sont pas toujours de même nature et ne comportent pas dans tous les cas une pathogénie identique.

Que dire de la pathogénie des néphrites consécutives aux infections localisées? elle nous paraît être la même que celle des infections générales. Certainement les micro-organismes sont ici, primitivement contenus dans un foyer limité ; ils siègent originairement, au niveau de la lésion locale ; mais au cas d'une phagocytose insuffisante, ils peuvent franchir les limites qui leur avaient été primitivement attribuées, pénétrer par effraction dans le sang et être charriés par la circulation générale jusqu'au niveau de l'émonctoire rénal ; c'est aussi au niveau de la lésion locale que s'élabore le poison qui peut irriter, en le traversant, le filtre rénal. Selon que les microbes ou les poisons qu'ils ont élaborés traversent ce dernier en l'irritant légèrement, ou d'une façon plus intense, la néphrite provoquée est plus ou moins grave.

L'action des infections, aussi bien locales que générales, qui viennent se greffer sur une néphrite chronique, peut s'expliquer aussi de la même manière. Comment d'ailleurs pourrait-on concevoir que le rein, qui à l'état sain ne peut pas refouler l'invasion des micro-organismes ou des toxines, et qui se laisse ainsi altérer, puisse à l'état pathologique résister à leur influence ? Déjà atteint, dans ses divers éléments, il présente un terrain bien plus favorable à l'infection. Si cette dernière est peu intense, l'organe incomplètement altéré pourra encore remplir en partie sa fonction, mais si l'infection est considérable, il ne pourra plus suffire à sa tâche, et alors se produiront ces accidents aigus d'urémie, qui révèleront bien l'insuffisance rénale.

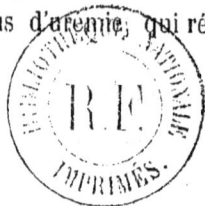

CONCLUSIONS

1. Les infections locales, au même titre que les maladies générales infectieuses, sont susceptibles de retentir sur les reins et de
provoquer l'éclosion d'une néphrite passagère ou durable.

2. Une infection générale ou locale survenant chez un sujet
déjà atteint de néphrite chronique aménera le plus souvent une
recrudescence dans l'altération rénale et le syndrome qui la traduit.
Une infection, même légère, pourra dans ces conditions amener
rapidement la mort au milieu d'accidents urémiques, ainsi qu'en
témoigne notre principale observation.

5. Les infections tant locales que générales peuvent agir sur
le rein, sain ou malade, par divers mécanismes pathogéniques.
Tantôt les micro-organismes de la maladie première, se générali-
sant, iront infecter le rein, tantôt une infection secondaire vien-
dra frapper cet organe à la faveur de la débilitation générale, tantôt
ce seront les toxines microbiennes qui, traversant l'émonctoire
rénal, détermineront par leurs actions irritantes une inflammation
de l'épithélium sécréteur.

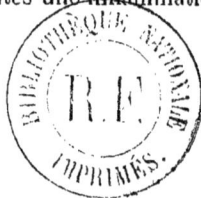

175

www.ingramcontent.com/pod-product-compliance
Lightning Source LLC
Chambersburg PA
CBHW071428200326
41520CB00014B/3617